Bibliografische Information der Deutschen Nationalbibliothek:

Die Deutsche Bibliothek verzeichnet diese Publikation in der Deutschen Nationalbibliografie; detaillierte bibliografische Daten sind im Internet über http://dnb.d-nb.de/ abrufbar.

Impressum:

Druck und Bindung: Books on Demand GmbH, Norderstedt Germany
ISBN: 978-3-668-17821-2

Dieses Buch bei GRIN:

http://www.grin.com/de/e-book/318464/der-demographische-wandel-in-der-aerzteschaft-eine-drohende-gefahr-fuer

Martin Neugebauer

Der demographische Wandel in der Ärzteschaft. Eine drohende Gefahr für die Patienten?

GRIN Verlag

Hochschule für angewandtes Management

Fachbereich Betriebswirtschaftslehre / Gesundheitsmanagement

Sommersemester 2013

Wachsender Ärztemangel in Deutschland – drohende Gefahr für die Patienten?

Vorgelegt von Martin Neugebauer

Tag der Einreichung:
19.07.2013

Inhaltsverzeichnis

Abbildungsverzeichnis

Abkürzungsverzeichnis

BÄK = Bundesärztekammer
BVOU = Berufsverbandes für Fachärzte der Orthopädie und Unfallchirurgie
EBM = Einheitlicher Bewertungsmaßstab
GKV = Gesetzliche Krankenversicherung
GOÄ = Gebührenordnung für Ärzte
KBV = Kassenärztliche Bundesvereinigung
KV = Kassenärztliche Vereinigung
MVZ = Medizinisches Versorgungszentrum
PKV = Private Krankenversicherung
PVS = Privatärztliche Verrechnungsstelle

1. Problem – Fragestellung

In der nachfolgenden Arbeit möchte ich untersuchen, ob sich aus dem demographischen Wandel in der Ärzteschaft in Deutschland eine drohende Gefahr für die medizinische Versorgung und Behandlung für Patienten abzeichnet.

Durch ständig abnehmende Ärztezahlen im niedergelassenen Bereich und im Besonderen in ländlichen Gebieten, stellt sich bei genauer Betrachtung der Situation die Frage, ob sich hierdurch nicht eine drohende Gefahr für die Patientenversorgung entwickelt.

Diese Problematik wird auch von den Vorsitzenden der Kassenärztlichen Bundesvereinigung (KBV) gesehen: Auf Grund der derzeitigen Altersstruktur in der Ärzteschaft und den aktuellen Studentenzahlen zeichnet sich in den kommenden Jahren eine drohende Gefahr durch medizinische Unterversorgung für die Bevölkerung ab. „Laut Bundesärztekammer (BÄK) und KBV wird es 2020 bis zu 7000 Hausärzte weniger in der Bundesrepublik geben als heute. Das gaben die beiden Organisationen unter Berufung auf eine neue Studie bekannt.“[1]

„Deutschland wird sich aufgrund der demographischen Entwicklung innerhalb der nächsten zehn bis fünfzehn Jahre stark verändern. Deutschland altert, aber diese Entwicklung vollzieht sich in den Regionen sehr unterschiedlich und wird vor allem durch innerdeutsche Wanderungsbewegungen verändert. Die voraussichtliche Veränderung der Bevölkerungsstruktur hat starke Auswirkungen auf den Bedarf an Ärzten. Durch Abwanderungen wird insbesondere in strukturschwachen Gegenden die Bevölkerungszahl deutlich sinken, zurück bleiben aber die älteren und häufig multimorbiden Menschen. Der Bedarf an medizinischer Versorgung wird dort deshalb vor allem in der hausärztlichen und in der altersspezifischen fachärztlichen Versorgung steigen. Kinderärzte hingegen werden in solchen Gegenden kaum noch gebraucht.“[2]

Für niedergelassene Fachärzte werden diese Regionen wegen fehlender Infrastrukturen und attraktiven Freizeitangeboten immer unattraktiver und deshalb wird man dort auch zukünftig nicht mehr flächendeckend die Anzahl an Fachärzten vorfinden, wie sie für eine effiziente und umfassende Patientenversorgung von Nöten wäre.

---

[1] Spiegel Online (Verbandsstudie: Deutschland droht dramatischer Ärztemangel 2010).

[2] Köhler (KBV und Bundesärztekammer stellen Arztzahlstudie 2010 vor 2010).

Ersatzbedarf bis 2019	Ärzte
Altersbedingte Berufsaufgabe von Krankenhausärzten	18.940
Altersbedingte Berufsaufgabe von Vertragsärzten	51.800
Altersbedingte Berufsaufgabe von sonstigen ambulant tätigen Ärzten (angestellte Ärzte, Privatärzte)	9.990
Altersbedingte Berufsaufgabe von Ärzten bei Behörden, Körperschaften und anderen Bereichen	14.900
Altersbedingte Berufsaufgabe von Ärzten in Vorsorge- und Rehabilitationseinrichtungen	1.300
Wanderungssaldo ins Ausland	11.330
Summe Ersatzbedarf	**108.260**

Abbildung 1: Ersatzbedarf an Ärzten bis 2019
(http://www.dkgev.de/media/file/8324.2010_10_11_Aerztemangel_Endbericht_1.pdf, S. 26)

2. Praxisbeispiel

Anhand einer Untersuchung der ärztlichen Versorgung in Berlin möchte ich aufzeigen, wie sehr der Versorgungsgrad in diesem Falle bei Psychotherapeuten zwischen den einzelnen regionalen Gebieten unterschiedlich ist.
„Berlins Gesundheitssenator Mario Czaja (CDU) hat ein Lieblingsbeispiel, um die ungleiche Verteilung von Ärzten innerhalb Berlins deutlich zu machen. Seit Czaja im Amt ist, gehört die Neuordnung der ärztlichen Versorgung in der Stadt zu seinen bevorzugten Themen. Bei Gelegenheit erzählt er dann gern, dass der Versorgungsgrad mit Psychotherapeuten in Charlottenburg-Wilmersdorf bei 400 Prozent liegt, in Marzahn-Hellersdorf dagegen bei 35 Prozent. Dann fügt Czaja – geboren und wohnhaft in jenem Ost-Berliner Bezirk – immer scherzend hinzu: "Rückschlüsse auf die Bevölkerung kann man daraus natürlich nicht ziehen."
"Theoretisch müsste jeder dritte Hausarzt seine Praxis in einen anderen Bezirk verlegen", sagte Susanne Bethge von der Gesundheitsverwaltung, die gemeinsam mit Czaja und Berlins Patientenbeauftragter Karin Stötzner die Studie vorstellte. Bethge erstellte eine mathematische Formel, die alle in Berlin ansässigen 2371 Hausärzte neu über die zwölf Bezirke verteilte. Der Berechnung zugrunde liegen die Bevölkerungszahl, der sogenannte Sozialindex der Bezirke sowie ihr Morbiditätsindex. Die Sozialstruktur ergibt sich etwa aus

der Arbeitslosenzahl und der Zahl der Transferempfänger, die Morbiditätsrate gibt wieder, wie stark die Bevölkerung von Krankheiten betroffen ist."[3]

In vielen ländlichen Gebieten außerhalb der Großstädte bedeutet es heute bereits ein Problem, gerade für ältere Menschen, wenn sie zum Arzt müssen. Vor allem wenn sie auf den öffentlichen Nahverkehr angewiesen sind, kann das eine Tagesreise für sie bedeuten und eine große Belastung darstellen.

„Schon heute sind weite Wege zum Arzt in ländlichen Gebieten keine Seltenheit mehr. Die Gründe hierfür sind vielfältig: Eine schwache Infrastruktur auf dem Land, aber auch die Budgetierung der Behandlungen und eine zunehmende Bürokratisierung halten immer mehr junge Ärzte davon ab, eine Praxis in ländlichen Gemeinden eröffnen bzw. übernehmen zu wollen.

Um dem auch nur in minimalem Umfang abzuhelfen, wird es Ärzten zudem erleichtert, Filialpraxen zu eröffnen. Der Arzt muss lediglich nachweisen, dass sich das Versorgungsangebot am Standort der Filiale verbessern, am Stammsitz aber nicht verschlechtern wird."[4]

Aus den vorgenannten Zitaten kann man entnehmen, dass auch die eingebundenen Spezialisten die Gefahr als durchaus gegeben ansehen und versuchen rechtzeitig Wege aus der drohenden Gefahr zu finden.

3. Studien

Im Nachfolgenden möchte ich jetzt anhand mehrerer Studien die Problematik des drohenden Ärztemangels bei Allgemeinmedizinern, Fachärzten und auch die Auswirkungen der geplanten Bürgerversicherung auf das drohende Ärztedefizit darstellen. Das Thema wird von vielen Autoren und Institutionen ausführlich behandelt, wobei im Grunde genommen alle zu demselben Ergebnis kommen.

3.1. Altersstruktur und Ärzteanzahl in Deutschland

Bevor ich dediziert auf den Ärzteschwund eingehe, möchte ich mittels einer Studie aufzeigen, wie die derzeitige Altersstruktur der Ärzteschaft und die Arztzahlenentwicklung in Deutschland ausschauen.

---

[3] Berliner Morgenpost (In sechs Berliner Bezirken herrscht akuter Ärztemangel 2013).

[4] Kassenärztliche Bundesvereinigung (Land in Sicht).

Dr. Thomas Kopetsch von der BÄK hat 2010 eine sehr umfangreiche Studie zum Thema Altersstruktur der Ärzte in Deutschland erstellt. Diese Studie fand eine dermaßen große Beachtung, dass sie sogar in Buchform veröffentlicht wurde.

3.1.1. Durchschnittsalter der Ärzteschaft

„Das Durchschnittsalter der unter 69-jährigen Vertragsärzte erreichte im Jahre 1993 mit 46,56 Jahren seinen niedrigsten Wert, seitdem stieg es kontinuierlich an-auf 51,92 Jahre im Jahr 2009. Diese Entwicklung ist durch die Einführung der Bedarfsplanung im Jahre 1993 erklärbar, wodurch das vertragsärztliche System quasi zu einem „Closed Shop" wurde. Umso überraschender ist, dass sich dieser Trend des steigenden Durchschnittsalters auch im Krankenhausbereich beobachten lässt."[5]

Arztgruppe	Durchschnittsalter	Anzahl
Allgemeinärzte/Praktische Ärzte	53,15	40 246
Anästhesisten	51,26	2 828
Augenärzte	51,21	5 143
Chirurgen	52,90	3 976
Frauenärzte	51,94	9 875
HNO-Ärzte	50,90	3 944
Hautärzte	50,49	3 342
Internisten:	51,66	19 567
darunter:		
Hausärztlich tätige Internisten	51,72	11 694
fachärztlich tätige Internisten	51,58	7 873
Kinderärzte	52,06	5 849
Nervenärzte*	52,56	4 756
Orthopäden	50,33	5 336
ärztliche Psychotherapeuten	53,57	5 171
Radiologen	50,46	2 991
Urologen	50,72	2 674
sonstige Ärzte	50,55	5 430
Summe Ärzte	**52,11**	**121 128**

* Hierbei handelt es sich um die Nervenärzte im Sinne der Bedarfsplanung, dazu gehören im Einzelnen die Nervenärzte, Neurologen, Psychiater sowie Psychiater und Psychotherapeuten, sofern sie nicht überwiegend psychotherapeutisch tätig sind.

Abbildung 2: Durchschnittsalter der Ärzte (Bundesarztregister der KBV, 2009)

„Erstaunlich ist, dass parallel zum Anstieg des Durchschnittsalters der Anteil der unter 35-jährigen Ärzte an allen berufstätigen Ärzten sinkt. Waren 1995 noch 24,8% der berufstätigen

[5] Kopetsch (Dem deutschen Gesundheitswesen gehen die Ärzte aus! 2010) S. 20.

Ärzte unter 35 Jahre alt, so betrug der Anteil im Jahre 2009 nur noch 16,6% - ein Rückgang um 33,1%."[6]

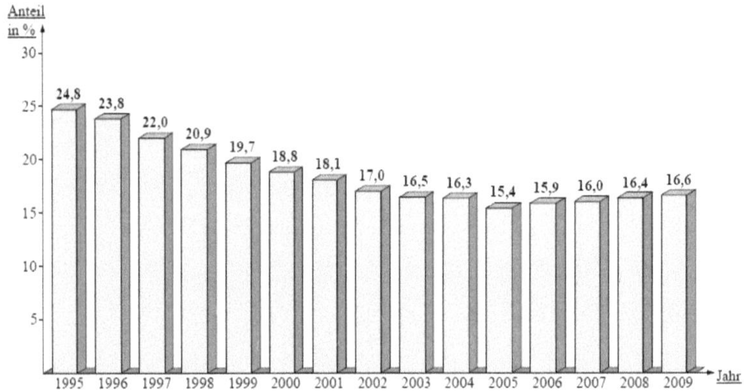

Abbildung 3:Anteil der unter 35- jährigen Ärzte (http://www.bundesaerztekammer.de/downloads/Arztzahlstudie_03092010.pdf, S. 25)

Exemplarisch möchte ich die Situation bei den Internisten darstellen. In dieser Fachgruppe muss zwischen den hausärztlich und den fachärztlich tätigen Internisten unterschieden werden. „Bei den hausärztlich tätigen Internisten ist der Anteil der älteren Ärzte im Vergleich zu den fachärztlich tätigen Internisten sehr hoch."[7]

„Ein Grund für das hohe Durchschnittsalter in bestimmten Fachgruppen sind die geringen Zulassungsraten, die durch die Ärzte Bedarfsplanung gesetzlich verursacht wurden."[8]

Die Ärztebedarfsplanung wurde mit der Hilfe vieler Ärzte verabschiedet. Einer der Hintergründe war unter anderem, dass die Ärzte sich ihre Pfründe erhalten wollten. Beweggrund war, umso mehr Ärzte eine Zulassung bekommen, umso weniger Patienten bleiben den einzelnen Ärzten, umso weniger bleibt am Quartalsende in der Praxis finanziell hängen. Dass diese Sicht und vor allem die Hintergründe mehr als egoistisch und auch kurzsichtig waren, zeigt sich jetzt an der sich anbahnenden Misere. Der Numerus Clausus für die Zulassung zum Studium wurde auf Drängen der Ärzteschaft immer weiter verschärft, die Facharztausbildungszeiten wurden immer länger und der Weg zur Facharztanerkennung

[6] Kopetsch (Dem deutschen Gesundheitswesen gehen die Ärzte aus! 2010) S. 24.
[7] Kopetsch (Dem deutschen Gesundheitswesen gehen die Ärzte aus! 2010) S. 28.
[8] Kopetsch (Dem deutschen Gesundheitswesen gehen die Ärzte aus! 2010) S. 30.

immer steiniger und zu guter Letzt kam die verschärfte Approbationsordnung auch noch hinzu.

„Da sich die Altersstrukturen fast aller Fachgebiete nicht gleichmäßig linear (rechteckig), sondern als „polygonale Gebirge“ darstellen, führen deren „Täler“ zu einem geringeren Ersatzbedarf, gefolgt von „Gipfeln“ mit hohem Ersatzbedarf. Umfassen diese Gipfel gleich mehrere Jahrgänge ist es schwierig bis nahezu unmöglich, den Ersatzbedarf zu decken.“[9]

Wie kommt es zu diesen „Berg“ und „Tal“ Bildungen, und nicht zu gleichmäßig verteilten Arztzahlen? Mitte 1996 gab es einen Tiefstand bei der Zahl der Medizinstudenten in Deutschland. Anzahl Bewerber/Studienplatz: 2,4. 1998 gab es einen kurzen Hochstand um kurz darauf 2001 wieder auf eine Zahl von 2,7 : 1 abzufallen.

Nachdem 2002 erstmalig diese Studie öffentlich vorgestellt wurde, gab es einen Anstieg an den Studentenzahlen im Fach Medizin. Dieser Anstieg erreichte 2005 eine Höhe wie zuletzt in der Hausse in den 80er Jahren mit einer Zahl von 5,3 : 1, um danach wieder abzufallen.[10]

Für viele Studenten ist der Beruf des Arztes wegen schwindender Einkommensmöglichkeiten, arbeitsmäßiger Überbelastung und zu langer Ausbildungszeiten einfach unattraktiv geworden.

3.1.2. Altersbedingter Ersatzbedarf

Wenn man sich die aktuellen, von der KBV, veröffentlichten Zahlen ansieht, wird man eine erschreckende Tendenz feststellen. Bis zum Jahre 2020 werden alleine unter den Hausärzten etwa 23768 in den Ruhestand gehen. Zugleich macht sich auch der ärztliche Nachwuchs rar. Die Gesamtzahl der Studenten sinkt mittlerweile wieder kontinuierlich. Außerdem beträgt die „Schwundquote“ im Studium etwa 14%. Etwa 12% der Absolventen werden nicht kurativ tätig und fallen somit ebenfalls als „Ersatz“ aus.[11] Sehr dramatisch ist also die Tatsache, dass immer weniger Medizinstudenten ihr Studium zum Abschluss bringen, immer mehr Studenten nach dem Studium nicht kurativ tätig werden und immer mehr junge Ärzte auf Grund der besseren Arbeitsbedingungen ins Ausland abwandern.[12]

Summa Summarum kann nur gesagt werden, die Ärzteschaft überaltert und hat ein immenses Nachwuchsproblem.

---

[9] Kopetsch (Dem deutschen Gesundheitswesen gehen die Ärzte aus! 2010) S. 30.

[10] Vgl. Kopetsch (Dem deutschen Gesundheitswesen gehen die Ärzte aus! 2010) S. 32.

[11] Vgl. Kopetsch (Dem deutschen Gesundheitswesen gehen die Ärzte aus! 2010) S. 141.

[12] Vgl. Kopetsch (Dem deutschen Gesundheitswesen gehen die Ärzte aus! 2010) S. 144.

Arztgruppe	*Abgang 2010 bis 2015*	*Abgang 2010 bis 2020*
Krankenhausärzte	8 214	19 851
Vertragsärzte: - Hausärzte	12 868	23 768
- Fachärzte	14 912	28 006
Summe	35 994	71 625

Abbildung 4:Altersbedingter Abgang der Ärzte

(http://www.bundesaerztekammer.de/downloads/Arztzahlstudie_03092010.pdf, S. 143)

Wenn die Politik nicht schnellstens ihren Handlungsbedarf erkennt und zum einen die Zulassungsbedingungen zum Medizinstudium erleichtert und zum anderen die Studienbedingungen in der Gesamtheit optimiert, ist die Abnahme der Ärztezahlen auf Grund der Überalterung nicht mehr aufzuhalten und ein Kollaps nicht mehr abwendbar. Zudem ist es schon seit langem überfällig, die Weiterbildungsvorschriften zu vereinfachen und die Arbeitsbedingungen für niedergelassene Ärzte zu verbessern.

Diese Punkte sind auch im Besonderen vor dem Hintergrund zu sehen, dass sich die Situation durch eine immer schneller wachsende Überalterung der Bevölkerung mit einer Wandlung des Morbiditätsspektrums und einer sich daraus hervorgehenden Multimorbidität verschärft.[13]

3.2. Fehlende Landärzte

Als nächsten Punkt möchte ich anhand von Studien den drohenden Ärztemangel bei Hausärzten auf dem Land untersuchen. Im Gegensatz zur Reduzierung von niedergelassenen Ärzten in Städten in Ballungsgebieten nimmt die Anzahl von Landärzten überproportional ab. Die Gründe hierfür sollen nachfolgend beleuchtet werden.

3.2.1. Einschätzung der KBV

„ Deutschland leidet unter einem bedenklichen Ärzteschwund. Laut Bundesärztekammer und KBV wird es 2020 bis zu 7000 Hausärzte weniger in der Bundesrepublik geben als heute. Das gaben die beiden Organisationen unter Berufung auf eine neue Studie bekannt.“[14]

In diesem Zusammenhang warnen die BÄK und die KBV vor dem drohenden Szenario einer medizinischen Behandlung mit erheblichen Wartezeiten.

[13] Vgl. Kopetsch (Dem deutschen Gesundheitswesen gehen die Ärzte aus! 2010) S. 142.

[14] Spiegel Online (Verbandsstudie: Deutschland droht dramatischer Ärztemangel 2010).

„KBV-Chef Andreas Köhler nannte die Zahl "alarmierend". Der Vizepräsident der Bundesärztekammer, Frank Ulrich Montgomery, warnte vor einer "Wartelistemedizin". Schon jetzt seien in Kliniken 5000 Stellen unbesetzt.“[15]

3.2.2. Hintergründe für die Landflucht von Ärzten

„Heute geben auch Politiker und Krankenkassen zu, dass wir direkt in einen Ärztemangel hineinlaufen. Dafür ausschlaggebend ist der doppelte demographische Wandel: Trotz des Rückgangs der Bevölkerungszahl aufgrund der Alterung und trotz des medizinischen Fortschritts wird es weiterhin sehr hohen Behandlungsbedarf geben; gleichzeitig werden auch die Ärzte immer älter. Damit sinken die verbleibenden Restarbeitsjahre erheblich. Hinzu kommt ein anderer Effekt: Die nächste und die übernächste Ärztegeneration hat ganz andere Erwartungshaltungen hinsichtlich ihrer Arbeitsbedingungen und ihrer Ansprüche an den Umfang und die Qualität ihrer Freizeit.“[16]

Aufgrund genau dieser Faktoren lässt sich die „Landflucht“ der Hausärzte erklären. Die einzelnen Praxen haben immer größere Bezirke zu betreuen. Sie müssen rund um die Uhr, also 24 Stunden an 7 Tagen erreichbar sein. In ländlichen Gebieten sind der nächste Notdienst und die Rettungskräfte zum einen sehr dünn gesät und zum anderen weit entfernt, haben also lange Anfahrtszeiten. Der Hausarzt in ländlichen Gebieten ist also multifunktional anzusehen. In Anbetracht der immer älter werdenden Bevölkerung gerade in ländlichen Gebieten mit der daraus resultierenden Multimorbidität sind auch immer längere Behandlungszeiten und häufigere Behandlungszyklen nötig. Die Praxen sind oftmals hoffnungslos überlastet. Dazu kommt noch, dass Fachärzte, die oft konsiliarisch hinzugezogen werden müssten, für viele nur noch schwer oder mit großem Aufwand erreichbar sind.

Hauptgrund für die ärztliche Unterversorgung ist die sicher geringere Lebensqualität in ländlichen Regionen im Vergleich zu Großstädten gerade für jüngere Ärzte. Auf dem Land mangelt es oft an einer Vielfalt von Kultur, Bildung, gastronomischen Angeboten und sonstiger Infrastruktur wie Kindergärten und weiterführenden Schulen, da immer mehr Schulen zu Schulzentren zusammengelegt werden. Mit den Vorteilen von günstigeren Immobilen oder der Nähe zur Natur lässt sich das nicht ausgleichen. Auch die vielerorts angebotenen „Fangprämien“ in Form von Grundstücken oder finanziellen Zuschüssen für Praxisgründungen führen nicht zu einer Entschärfung der Situation. Das führt dazu, dass insbesondere junge Ärzte Städte als deutlich attraktiver ansehen.

---

[15] Spiegel Online (Verbandsstudie: Deutschland droht dramatischer Ärztemangel 2010).
[16] Köhler (KBV und Bundesärztekammer stellen Arztzahlstudie 2010 vor 2010).

Zweiter Grund für die Abwanderung sind deutlich längere Arbeitszeiten. Landärzte müssen im Schnitt mehr als 50% mehr Patienten betreuen als ihre Kollegen in der Stadt. Dritter Grund der Abwanderung von Ärzten sind geringere Verdienstmöglichkeiten auf dem Land, da oft lukrative Privatpatienten fehlen. So liegen die Praxisumsätze in ländlichen Gebieten oftmals um 40% unter denen vergleichbarer Praxen in Städten.

„Die KBV hat sich schon vor Jahren mit der Entwicklung der kleinräumigen Versorgungsanalyse auf diesen Weg begeben. Hier werden alle relevanten Einflussfaktoren berücksichtigt. In einem nächsten Schritt soll dieses Analyseinstrumentarium erweitert werden um die Kapazitäten der Krankenhäuser und somit ein sektorenübergreifendes Planen ermöglichen.

Aber das reicht noch nicht aus: Wir müssen die demographische Veränderung ebenfalls in die Planung einbeziehen. Deutschland wird sich aufgrund der demographischen Entwicklung innerhalb der nächsten zehn bis fünfzehn Jahre stark verändern. Deutschland altert, aber diese Entwicklung vollzieht sich in den Regionen sehr unterschiedlich und wird vor allem durch innerdeutsche Wanderungsbewegungen verändert. Die voraussichtliche Veränderung der Bevölkerungsstruktur hat starke Auswirkungen auf den Bedarf an Ärzten. Durch Abwanderungen wird insbesondere in strukturschwachen Gegenden die Bevölkerungszahl deutlich sinken, zurück bleiben aber die älteren und häufig multimorbiden Menschen. Der Bedarf an medizinischer Versorgung wird dort deshalb vor allem in der hausärztlichen und in der altersspezifischen fachärztlichen Versorgung steigen.“[17]

3.3. Hausärzte - Fachärzte

Wie sieht es nun im Vergleich zwischen den niedergelassenen Hausärzten und den Fachärzten mit einem Ärztemangel aus? Dies möchte ich im folgenden Abschnitt näher beleuchten.

3.3.1. Wertung KBV - BÄK

KBV und BÄK haben am 3. September 2010 eine neue Arztzahlstudie vorgestellt. Das Ergebnis ist nicht überraschend. Der Studie zufolge muss von einem verschärften Ärztemangel ausgegangen werden.

KBV Chef Dr. Andreas Köhler weist darauf hin, dass neben den Hausärzten auch bei einigen Facharztgruppen massive Versorgungsengpässe drohen.

Selbst wenn man den demographischen Wandel berücksichtigt, so muss dieser von der KBV und BÄK postulierte Mangel an Fachärzten doch in ganz anderen Dimensionen verortet

[17] Köhler (KBV und Bundesärztekammer stellen Arztzahlstudie 2010 vor 2010).

werden als bei den Hausärzten. Auf Nachfrage erklärte die KBV die geringen Unterschiede zwischen 2009 und 2020 bei den Dermatologen und Gynäkologen mit der Aufhebung der Altersbeschränkung.

3.3.2. Gefahr von Facharztmangel in ländlichen Regionen

„Ländliche Regionen in Bayern steuern nach Ansicht des Ärztefunktionärs Peter Schmied auf einen Fachärztemangel zu. In der Diskussion um den drohenden Ärztemangel werde immer nur von den Hausärzten gesprochen. «Wir werden aber noch früher Schwierigkeiten mit der Facharztversorgung bekommen. In diesem Bereich wird es krachen», sagte der stellvertretende Vorsitzende der Facharzt-Allianz Bayern, Peter Schmied. Verantwortlich für den drohenden Mangel seien unter anderem die gesetzlichen Kassen, sagte der Internist aus Burgkunstadt. Im Tarifstreit zwischen Ärzten und Kassen beklagte Schmied eine «gefährliche Machtfülle», die die Politik den Kassen zugestanden habe. «Die Ärzteschaft fühlt sich durch die bisherige Politik um den Wert ihrer Arbeit betrogen.»“[18]

Es wird immer schwieriger, Personal, das sich in den Ruhestand verabschiedet, durch jüngere Kräfte zu ersetzen, so das Magazin weiter. Nach Angaben der BÄK finden schon jetzt fast 30 Prozent aller westdeutschen und sogar mehr als die Hälfte aller ostdeutschen Krankenhäuser nicht genügend Fachärzte. „In nahezu allen Fachgebieten ist die Bewerberdecke dünn, teilweise gehen auf Stellenausschreibungen überhaupt keine adäquaten Bewerbungen ein. Besonders gefragt sind derzeit Chirurgen. Die Stellenangebote für diese Facharzt-Gruppe legten 2008 besonders stark zu. Dieser Trend wird sich sicher fortsetzen und auch noch verstärken. Die Perspektiven in der Chirurgie sind so gut wie lange nicht mehr, denn in den kommenden zehn Jahren gehen rund die Hälfte der niedergelassenen und mehr als ein Drittel der im Krankenhaus tätigen Chirurgen in Rente.

3.3.3. Zu geringe Facharztanerkennungen

Wenn man sich exemplarisch die Zahlen des Berufsverbandes für Fachärzte der Orthopädie und Unfallchirurgie (BVOU) ansieht, erwarben im vergangenen Jahr nur noch 1.339 Ärzte die entsprechenden Facharztanerkennungen. 2007 waren es noch 228 Facharztanerkennungen mehr. Genauso sieht es auch in den anderen Fachgruppen aus. Die Zahl der Facharztanerkennungen nimmt erschreckend stetig ab.

Selbst wenn man die immer wieder erkennbaren leichten Anstiege betrachtet, ist der Trend eindeutig. Die Abnahme der jährlichen Facharztanerkennungen setzt sich fort und wird, wenn

[18] Bild.de (Ärztefunktionär: Facharztmangel droht – Kassen verantwortlich 2012).

nicht eine gravierende Änderung eintritt, den drohenden Fachärztemangel nicht entschärfen können. Im Jahr 2012 gab es nach mündlicher Auskunft der KBV vom 03.06.2013 gerade noch 9178 Facharztanerkennungen.

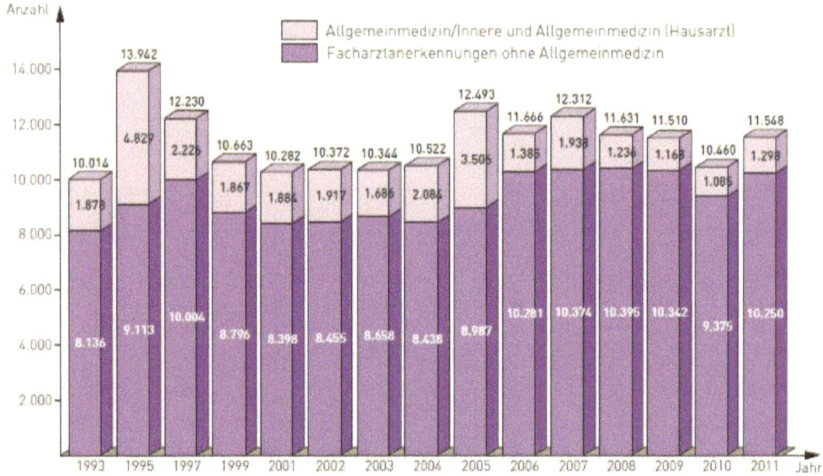

Abbildung 5: Facharztanerkennungen in Deutschland

(http://www.bundesaerztekammer.de/downloads/Stat11Abb08.pdf)

Gleichzeitig wächst aber aufgrund der demographischen Entwicklung der Altersstruktur der Bevölkerung, der Bedarf an Fachärzten. Vor allem die langen Arbeitszeiten, die Überbelastungen, die schlechten Fortbildungsmöglichkeiten und die geringen Honorare schrecken junge Mediziner von einer Karriere an einer Klinik ab. Bei den niedergelassenen Fachärzten sind es die gleichen Gründe wie bei den Klinikern, hinzu kommen hier auch noch die immens hohen Kosten für eine Praxisgründung, das nicht überschaubare Risiko, die immer weitere Reduzierung der Honorare durch die Krankenkassen und immer weiter steigende Nebenkosten für eine Praxis.

Darüber hinaus wirkt sich für Neuniederlassungen negativ aus, dass es auch keine steigenden Zahlen mehr bei den Privatversicherten gibt. Und nur diese sind für eine Praxis wirklich lukrativ und überlebenswichtig. Die Privatpatienten sorgen in den Praxen für eine stabile Umsatzhöhe. Und wenn hier zukünftig nicht mehr mit einer sicheren Höhe kalkuliert werden kann, wird das Risiko unüberschaubar.

3.4. Bürgerversicherung

Die Politik sieht die Rettung und Abwendung der drohenden medizinischen Unterversorgung in einer wie auch immer gearteten Bürgerversicherung. Seit Monaten wird versucht, mit Hilfe vielfältiger Medien Stimmung pro Bürgerversicherung zu machen. In allen bislang gestarteten bundesweiten Studien stellt sich ganz klar heraus: Die Ärzteschaft ist gegen die Bürgerversicherung, ein Großteil fürchtet sogar den Verlust seiner Existenz.

3.4.1. Bürgerversicherung - Bedrohung der medizinischen Infrastruktur?

„Bei Betrachtung der Kostenarten entfällt der größte Anteil auf Personal und Mieten für Praxisräume. In der Regel sind damit sogenannte Fixkosten betroffen, die auch dann vollständig erhalten bleiben, wenn im Rahmen einer Bürgerversicherung („GKV für alle") heute Privatversicherte den Status eines gesetzlich Versicherten inne haben werden. Als Kosten wären nur variable Kosten von den von der Bürgerversicherung bedrohten Zusatzvergütungen abzuziehen, die direkt etwas mit dem Status des Versicherten (gesetzlich oder privat versichert) zu tun haben. Das könnten zum Beispiel (Finanzierungs-)Kosten für medizinische Geräte sein, die beim Arzt nur deshalb vorgehalten werden, weil sie mit dem bisherigen Anteil von Privatpatienten finanziert worden sind. Diese Kosten wird der Arzt aber nur dann „einsparen" können, wenn mit Beginn der Bürgerversicherung die betreffenden medizinischen Geräte problemlos aus der Infrastruktur der Praxis wieder entfernt werden könnten.

Letzteres wird kein realistisches Szenario sein. In der Konsequenz wird sich der Verlust von Gewinnen aus der privatärztlichen Tätigkeit an der Höhe des Verlustes von Zusatzvergütungen aus der privatärztlichen Tätigkeit orientieren. Je Praxisinhaber würde das – bezogen auf das Jahr 2012 – zum Beispiel in der ambulanten Chirurgie oder im Bereich der Hals-Nasen-Ohren-Heilkunde eine jährliche Gewinneinbuße von rund 89.000 € beziehungsweise fast 74.000 € bedeuten. Die Radiologen lägen mit Gewinnverlusten in Höhe von rund 241.000 € jährlich an der Spitze der Statistik. Am unteren Ende wären die Allgemeinmediziner zu finden: Sie verlören in einer Bürgerversicherung („GKV für alle") rund 15.000 € jährlich. Als Zwischenfazit lässt sich damit folgendes feststellen. Die Bürgerversicherung („GKV für alle") führt zu schmerzlichen Verlusten bei allen niedergelassenen Ärzten, existentiell bedroht wäre aber insbesondere fachärztliche

Versorgung. Für die ambulant tätigen Fachärzte und damit für die ambulante medizinische Infrastruktur steht sehr viel auf dem Spiel."[19]

Vor diesem Hintergrund zum Beispiel hat der BVOU angekündigt, er wolle durch gezielte Maßnahmen und Förderungen wieder mehr Nachwuchsmediziner für die Fachrichtungen begeistern. Neben einer gezielten finanziellen Förderung der fachärztlichen Weiterbildung und bei Praxisgründungen sollen gut strukturierte Weiterbildungsmaßnahmen, neue Lehrmodelle und familienfreundliche Arbeitsbedingungen die Berufsbilder wieder attraktiver machen.

3.4.2. Bürgerversicherung contra Ärztemangel

Ist die von vielen so hochgepriesene Bürgerversicherung wirklich ein Instrumentarium, um dem drohenden Ärzteschwund zu begegnen und wieder mehr Ärzte dazu zu bewegen, kurativ tätig zu werden?

„Der PVS Verband ist mit der vorliegenden wissenschaftlichen Untersuchung der Frage nachgegangen, welche konkreten Auswirkungen der – mit der Einführung einer Bürgerversicherung verbundene – Honorarwegfall für die Ärzte, ihre Praxen und letztlich die Versicherten haben würde.

Die Ergebnisse zeigen: im Fall eines einheitlichen Vergütungssystems entspräche der Verlust bei den Arzthonoraren im Schnitt einem Minus von mehr als 43.000 Euro für jeden in Deutschland ambulant niedergelassenen Mediziner. Besonders hart trifft der Einnahmenrückgang den fachärztlichen Bereich. Erstmals konnten mit dieser Studie die Verluste für alle Fachärzte detailliert herausgearbeitet werden."[20]

„Wie wichtig für die niedergelassenen Ärzte beziehungsweise Praxisinhaber diejenigen Umsätze und Gewinne sind, die nur deshalb entstehen, weil die zu behandelnden Personen nicht gesetzlich, sondern privat versichert sind, das ist in vorausgegangenen Abschnitten hinreichend aufgezeigt worden. Eben diese Mehrumsätze und Gewinne lassen sich als wichtige Voraussetzung für den Erhalt oder die fortlaufende Modernisierung der medizinischen Infrastruktur betrachten. Die Umsätze und Gewinne aus privatärztlicher Tätigkeit versetzen die Ärzte in die Lage, in medizinisches Fachpersonal, fortschrittliche Behandlungsmethoden und in eine moderne Praxisinfrastruktur zu investieren.

Das nutzt auch den gesetzlich versicherten Patienten. In der Bürgerversicherung wäre genau diese moderne Praxisinfrastruktur bedroht. Um die konkreten Rückwirkungen einer

[19] Kaiser (Die Bedrohung der medizinischen Infrastruktur 2013) S. 19.
[20] Kaiser (Die Bedrohung der medizinischen Infrastruktur 2013) S. 7.

einheitlichen Bürgerversicherung („GKV für alle") auf die medizinische Infrastruktur „bildhaft" zu betrachten, werden im Folgenden die Umsatz- und Gewinneinbußen der ambulant niedergelassenen Ärzte nicht nur in Euro – wie im Abschnitt 3 –, sondern auch als Objektwert aus dem Bereich „Medizintechnologie" betrachtet.

Die Bürgerversicherung stellt in Deutschland allein im ambulanten Bereich ärztliche Honorare in Höhe von 5,38 Mrd. € jährlich in Frage.

Je niedergelassenen Arzt sind das 43.383 € jährlich. Landesweit entspricht das dem Objektwert von 2.690 neu angeschafften Geräten zur Magnetresonanztomographie (MRT)27 oder dem Gegenwert von 17.933 neu angeschafften Geräten zur Computertomographie (CT).28 Anders formuliert: 46 Ärzte könnten zusammen innerhalb eines Jahres ein Gerät zur Magnetresonanztomographie (MRT) finanzieren. Oder: 1 Arzt könnte innerhalb von 7 Jahren ein Gerät zur Computertomographie (CT) finanzieren."[21]

„Trotz Unterschiede im Detail, verpflichten sich die Parteien dabei einem übergeordneten Ziel. Der in der Gesetzlichen Krankenversicherung (GKV) pflichtversicherte Personenkreis soll auf die gesamte Bevölkerung ausgeweitet und die Private Krankenversicherung (PKV) in ihrer heutigen Ausprägung praktisch abgeschafft werden. Zur Idee der Bürgerversicherung gehört zwingend auch eine einheitliche, allgemein gültige ärztliche Honorar- und Vergütungsordnung. Heute sind in der ärztlichen Versorgung der Bundesrepublik Deutschland zwei Vergütungsordnungen fest etabliert: der Einheitliche Bewertungsmaßstab (EBM) und die Gebührenordnung für Ärzte (GOÄ). Der Einheitliche Bewertungsmaßstab (EBM) ist ein Verzeichnis, nach dem nahezu alle ambulanten Leistungen zu Lasten der GKV abgerechnet werden. Der EBM bestimmt als Honorarordnung den Inhalt der abrechnungsfähigen Leistungen. Für Privatpatienten gilt die Gebührenordnung für Ärzte (GOÄ). Die GOÄ ist Abrechnungsgrundlage in der Privaten Krankenversicherung (PKV). Wer eine einheitliche Bürgerversicherung oder einen einheitlichen Rechtsrahmen („GKV für alle") etablieren will, muss eine Gebührenordnung schaffen. Dafür reicht es nicht aus, dass sich GOÄ und der EBM zeitlich oder inhaltlich einander annähern. Die GOÄ und der EBM müssen von der Höhe der Vergütung, der Funktionalität und der Abrechnungsarithmetik her vollends vereinheitlicht werden. Die vom Verordnungsgeber anvisierte Vergütungshöhe kann sich dabei theoretisch am Niveau der heute geltenden GOÄ oder des EBM (oder dazwischen) orientieren."[22]

[21] Kaiser (Die Bedrohung der medizinischen Infrastruktur 2013) S. 27f.
[22] Kaiser (Die Bedrohung der medizinischen Infrastruktur 2013) S. 11f.

„SPD, die Grünen und die Linkspartei wollen im Bundestagswahlkampf mit der Bürgerversicherung punkten. Private und gesetzliche Krankenversicherungen sollen darin zu einer einheitlichen Versicherung verschmolzen werden, in der alle Bürger pflichtversichert sind. Der radikale Umbau würde das deutsche Gesundheitswesen auf den Kopf stellen – mit gravierenden Auswirkungen auf die Qualität der Gesundheitsversorgung, auf die zusätzliche finanzielle Belastung künftiger Generationen und die berufliche Existenz vieler Ärzte auf dem Land.

Die Antworten der bisher mehr als 2800 Ärzte, die zwischen Januar und April 2013 an der bundesweiten PVS-Studie teilgenommen haben, sind eindeutig: 90 % rechnen mit deutlich spürbaren Einnahmeverlusten. Praxispersonal müsste eingespart werden, um ihre Praxis weiterhin wirtschaftlich führen zu können. Über ein Drittel – 40 % - befürchten sogar, ihre Praxis durch die Bürgerversicherung schließen zu müssen.“[23]

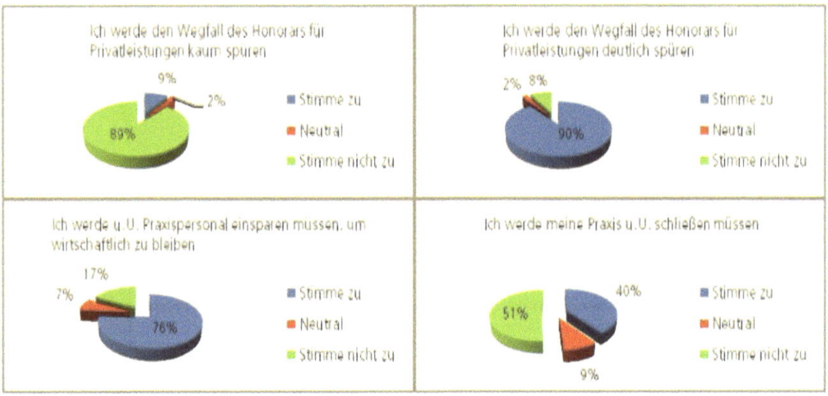

Abbildung 6: Umfrageergebnisse PVS

(PVS Baden-Württemberg e.V., PVS Studie zur Bürgerversicherung, Pressemitteilung Juni 2013)

Vor diesem Hintergrund muss wohl jeder Versuch eines Befürworters der Bürgerversicherung als gescheitert angesehen werden. Es zeigt sich, dass die Bürgerversicherung wohl nichts anderes als ein Politikum ist, das lediglich zu einer Gleichstellung der Versicherten führen soll. Es kann keine Kompensation der fehlenden Einnahmen ohne Anhebung der Steuerlast erfolgen. Somit muss das Institut der Bürgerversicherung als irreal angesehen werden.

[23] Ahrens (PVS Studie zur Bürgerversicherung 2013).

3.5. Analyse der Studien

Wie in den vorliegenden Studien dargestellt wurde, liegen die Gefahren für eine drohende medizinische Unterversorgung in Deutschland in mehreren Bereichen.

Das kommende Defizit in der Ärzteschaft resultiert zum einen aus dem heute in vielen Bereichen recht hohen Durchschnittsalter der Ärzte. Dem gegenüber ist die Anzahl der Medizinstudenten nicht auf einem kontinuierlichen Niveau und kann daher das altersbedingte Ausscheiden von Ärzten aus dem kurativen Dienst nicht kompensieren.

Des Weiteren liegt eine Causa in der Tatsache, dass die Anzahl der Facharztanerkennungen in Deutschland jährlich abnimmt und somit die Lücke in der Ärzteschaft auch nicht ausgleichen kann.

Die „Landflucht" der Ärzte hat eine große Ursache darin, dass das Leben in ländlichen Gebieten gegenüber Ballungsräumen und Städten für junge Ärzte durch immer weiter reduzierte kulturelle Angebote und Schulzusammenlegungen immer uninteressanter wird. Als weiterer Grund muss die überproportionale Belastung im Praxisbereich – Erreichbarkeit 24 Stunden an 7 Tagen - gesehen werden. Außerdem muss gesehen werden, dass die Praxisumsätze auf dem Land weit unter denen in Städten liegen, da in diesen Gebieten die Privatpatienten als Umsatzträger nur unterproportional vertreten sind.

Die von der Politik allseits angepriesene und hochgelobte Bürgerversicherung kann mit Sicherheit kein Instrumentarium zur Abwendung des drohenden Ärztemangels in Deutschland darstellen. Aus der Studie der PVS kann abgeleitet werden, dass sich die geplante Bürgerversicherung eher kontraproduktiv für ein Auffangen der sich abzeichnenden medizinischen Unterversorgung auswirkt.

4. Lösungen

Nach der Betrachtung der Studien möchte ich nun versuchen aus den Ergebnissen Lösungswege aufzuzeigen. Aus den vielfältigen Lösungsansätzen möchte ich zwei besonders betrachten.

4.1. Integration ausländischer Ärzte in das deutsche Gesundheitswesen

Eine der Möglichkeiten um dem drohenden Versorgungsengpass entgegen zu wirken, ist die Möglichkeit, ausländische Ärzte einzustellen bzw. ausländischen Ärzten eine Niederlassungszulassung zu erteilen. Aus dem deutschsprachigen Ausland stellt diese

Variante kein Problem dar. Für ihre Zulassung müssen Mediziner aus dem Ausland in Thüringen seit Jahresbeginn eine Prüfung bestehen.
Bislang genügte der Nachweis deutscher Sprachkenntnisse auf dem sogenannten B2-Niveau für eine Berufserlaubnis. Doch die Praxis hat gezeigt, dass dies im Alltagsbetrieb häufig nicht ausreicht. Ein Mediziner muss mehr beherrschen als den Grundwortschatz.
Bisher ist in Thüringen trotz entsprechender Sprachkurse jeder dritte ausländische Arzt beim Sprachtest durchgefallen.[24]
So probat diese Lösung auch sein mag, zeigt doch gerade das Land Thüringen, welche Probleme sich dahinter verbergen. Und diese Problematik kann durchaus auf das gesamte Bundesgebiet übertragen werden.
Hier ist in der Vorbereitung noch erheblicher Handlungsbedarf gegeben. Wenn man sich die immer größer werdende Anzahl einzelner ausländischer Nationalitäten in Deutschland ansieht, zum Beispiel Türken, Russen, muss die Einstellung ausländischer Ärzte gerade aus diesen Ländern als sehr gute Möglichkeit gesehen werden, da gerade diese Gruppen ausländischer Mitbürger bevorzugt zu Ärzten der eigenen Sprache gehen.
In besonders hohem Maße trifft dies auf Fachärzte der Gynäkologie und Geburtshilfe zu.

4.2. Einführung des Versorgungsstrukturgesetzes

„Maßnahmen gegen den Ärztemangel: Wie das Versorgungsstrukturgesetz den Arztberuf wieder attraktiver machen will.
Ein Mittel, um die Versorgung in Zukunft sicherzustellen, ist, die ärztliche Tätigkeit in unterversorgten Gebieten finanziell besonders zu fördern. Die davon betroffenen Ärzte müssen in der Regel mehr Patienten betreuen als viele ihrer Kollegen in der Stadt. Deshalb werden ihre Leistungen voll vergütet. Das heißt, eine Mengensteuerung über eine Abstaffelung der Preise findet hier nicht statt. Die Entscheidung, sich auf dem Land niederzulassen, hängt für einen Arzt oft auch von den Perspektiven für seine Familie ab, die dort ebenfalls Fuß fassen muss. Der Partner benötigt eine Arbeit, die Kinder eine Betreuung oder Schule in der Umgebung. Damit diese Herausforderung besser zu meistern ist, hat der Gesetzgeber die sogenannte Residenzpflicht für Ärzte aufgehoben: Sie können künftig auch deutlich von ihrer Praxis entfernt wohnen, beispielsweise in der Stadt, und zu ihrer auf dem Land gelegenen Praxis pendeln. Es wird zudem leichter, Filialpraxen zu eröffnen. Um eine Genehmigung zu bekommen, ist es ausreichend zu zeigen, dass sich durch die Zweigpraxis

[24] Vgl. Ostthüringer Zeitung, S.10.

das Versorgungsangebot am neuen Standort verbessern, das [Versorgungsangebot] am Stammsitz aber nicht wesentlich verschlechtern wird. Für die Gründung von Zweigpraxen und für die Investition in eine Neuniederlassung können Ärzte in unterversorgten Gebieten von ihrer KV [Kassenärztliche Vereinigung] künftig finanzielle Zuschüsse bekommen. Für diese Zuschüsse ist es den Kassenärztlichen Vereinigungen möglich, spezielle Strukturfonds zu bilden, in die sie bis zu 0,1 Prozent der morbiditätsbedingten Gesamtvergütung einzahlen. Die Landesverbände der Krankenkassen müssen dann zusätzlich einen Betrag in gleicher Höhe in den Strukturfonds entrichten. Angesichts des Ärztemangels in bestimmten Regionen und der immer älter werdenden Bevölkerung kommt auf viele Ärzte mehr Arbeit zu. Bei bestimmten Aufgaben können sie sich aber künftig von medizinischen Fachkräften aus ihrem Team vertreten lassen. Das Versorgungsstrukturgesetz erteilt der KBV und den Krankenkassen den Auftrag, eine Liste von Leistungen zu erstellen, die übertragen werden können.

Sich mit einer Praxis selbstständig zu machen, erscheint vielen jungen Medizinern als Hürde. Besonders dann, wenn sie noch eine Familie gründen möchten. Doch Beruf und Familie lassen sich künftig einfacher miteinander vereinbaren. Vertragsärztinnen und -psychotherapeutinnen können sich nach der Geburt ihres Kindes in Zukunft doppelt so lange wie bisher, nämlich zwölf Monate, vertreten lassen. Danach können Ärzte und Psychotherapeuten bis zu 36 Monate einen Entlastungsassistenten beschäftigen, um mehr Zeit für die Erziehung ihrer Kinder zu haben. Für die Pflege eines Angehörigen sind bis zu sechs Monate erlaubt. Die KVen können diese Zeiträume jeweils verlängern. Wo ein Arztsitz nicht besetzt werden kann, können die Kassenärztlichen Vereinigungen eigene Praxen betreiben und dort Ärzte anstellen. Eigeneinrichtungen der KVen gibt es bereits jetzt schon, der Gesetzgeber hat für diese nun eine rechtliche Grundlage geschaffen. Die KV-eigenen Praxen stellen auch eine Starthilfe für die Existenzgründung dar. Dort angestellte Ärzte können die Praxis später von der KV übernehmen. Auch Kommunen ist es möglich, in Zukunft für die medizinische Versorgung ihrer Einwohner tätig zu werden und Eigeneinrichtungen zu betreiben, wenn die Versorgung nicht anders gewährleistet werden kann. Diese Einrichtungen muss die KV jedoch genehmigen.

Der Gesetzgeber hat die Rolle von Praxisnetzen für eine wohnortnahe Versorgung erkannt. In ihnen können sich Vertragsärzte verschiedener Fachrichtungen zusammenschließen. Die KVen erhalten jetzt die Möglichkeit, sie finanziell zu fördern. Dafür beschließen die KBV und die Krankenkassen zusammen Kriterien und Anforderungen für besonders förderungswürdige Praxisnetze.

Möchte ein Niedergelassener seine Praxis verlegen, darf sich die Versorgungssituation am Ort des Praxissitzes dadurch nicht verschlechtern. Das gilt auch für die Verlegung von Praxissitzen in Medizinische Versorgungszentren (MVZ). Ärzte, die sich niederlassen wollen, haben gegenüber MVZ unter bestimmten Bedingungen übrigens ein Vorkaufsrecht für Vertragsarztsitz."[25]

5. Fazit

Um der durch den demographischen Wandel drohenden medizinischen Unterversorgung in Deutschland entgegen zu wirken, ist nach meiner Ansicht ein ganzer Maßnahmenkatalog von Nöten.

Zunächst muss die Attraktivität des Arztberufes als solches heutzutage durch ein angemessenes finanzielles Einkommen wieder interessanter gemacht werden.

Um die altersbedingt sinkende Ärztezahl in Deutschland auszugleichen, muss Abiturienten der Zugang zum Medizinstudium erleichtert werden und die Studienordnungen bedürfen zusätzlich einer grundlegenden Reform, die ansatzweise schon in einigen Bundesländern durch die Kombination von vorklinischen und klinischen Bereich getestet wird und der Student so das Gefühl bekommt von Anbeginn des Studiums an in der Medizin tätig zu sein.

Wenn sich ländliche Kommunen ernsthaft um eine optimale medizinische Versorgung bemühen wollen, müssen sie den Interessenten für einen Landarztsitz die Situation auch möglichst schmackhaft machen. Dies geschieht zum Teil durch die zur Verfügungstellung von Grundstücken, Immobilien, Zusicherung von Kindergartenplätzen bis hin zum Anbieten von „Fangprämien".

Neben der Reform der Studienordnung müssen vor allen Dingen auch die Facharztanerkennungsordnungen schnellstens reformiert werden. Es muss ganz einfach entgegen gewirkt werden, dass approbierte Mediziner erst in einem Alter von 40 Jahren oder älter ihre Facharztanerkennung erhalten. Die Facharztanerkennung muss für den angehenden Facharzt in einer überschaubaren Art und vor allen Dingen auch Zeit erreicht werden können.

Sollte die, von der Politik entwickelte, Bürgerversicherung als allseits angepriesenes Mittel für eine Reform des Gesundheitswesens weiter verfolgt werden, werden sich die sich momentan abzeichnenden Folgen nicht reduzieren oder sogar auflösen. Es muss ganz im

[25] Kassenärztliche Bundesvereinigung (Ärztemangel 2013).

Gegenteil mit einer Eskalation bis hin zum Kollaps der medizinischen Versorgung in einigen Gebieten gerechnet werden.

Ein probates Mittel unter vielen wäre nach meiner Meinung die vermehrte Zulassung ausländischer Ärzte in Deutschland. Dies kann allerdings nur unter dem Aspekt einer optimalen Vorbereitung für die ausländischen Ärzte geschehen, damit diese nicht, zum Beispiel aufgrund von Sprachschwierigkeiten, nach kurzer Zeit wieder aufhören.

Die Einführung des Versorgungsstrukturgesetzes ist nach meiner Ansicht ebenfalls ein sehr guter Ansatz, um die bisher im Ausland nicht erreichte qualitative medizinische Versorgung der Bevölkerung weiterhin aufrecht zu erhalten.

Literaturverzeichnis

Ahrens, Michael (2013): PVS Studie zur Bürgerversicherung – Ärzte eindeutig dagegen, in: Pressemitteilung Juni 2013, Privatärztliche Verrechnungsstelle Baden-Württemberg e.V..

Berliner Morgenpost (17.02.2013): In sechs Berliner Bezirken herrscht akuter Ärztemangel, 2013.

Bild.de (2012): Ärztefunktionär: Facharztmangel droht – Kassen verantwortlich, 2012, Online: [http://www.bild.de/regional/muenchen/muenchen-regional/aerztefunktionaer-facharztmangel-droht--kassen-26039558.bild.html], Abruf: 30.05.2013.

Kaiser, Hans-Joachim, Verband der Privatärztlichen Verrechnungsstellen e.V., (PVS Verband) (2013): Die Bedrohung der medizinischen Infrastruktur durch die Bürgerversicherung, Berlin 2013, Online: [www.pvs.de/uploads/media/PVS-Studie-Buergerversicherung.pdf], Abruf: 30.05.2013.

Kassenärztliche Bundesvereinigung KBV: Ärztemangel, Online: [http://www.kbv.de/37305.html], Abruf: 10.05.2013.

Kassenärztliche Bundesvereinigung: Ärztemangel Land in Sicht, Online: [http://www.ihre-aerzte.de/home/themen/aerztemangel.html?gclid=CN-o4I_FjrcCFaTItAod0l4AQg], Abruf: 30.05.2013.

Kopetsch, Thomas, Bundesärztekammer und Kassenärztliche Bundesvereinigung (2010): Dem deutschen Gesundheitwesen gehen die Ärzte aus!, Berlin 2010, Online: [http://www.bundesaerztekammer.de/downloads/Arztzahlstudie_03092010.pdf], Abruf: 31.05.2013.

Köhler, Andreas, Kassenärztliche Bundesvereinigung (2010): KBV und Bundesärztekammer stellen Arztzahlstudie 2010 vor, Berlin 2010, Online: [https://www.kbv.de/36955.html], Abruf: 30.05.2013.

Ostthüringer Zeitung (23.07.2013), S.10.

Spiegel online (2010): Verbandsstudie: Deutschland droht dramatischer Ärztemangel, Online: [http://www.spiegel.de/wirtschaft/soziales/verbandsstudie-deutschland-droht-dramatischer-aerztemangel-a-715613.html], Abruf: 30.05.2013.